Sitzgymnastik und Bewegungsspiele für Senioren

50 abwechslungsreiche Übungen für Menschen im fortgeschrittenen Lebensalter. Bewegungsprogramm für die Altenarbeit um Einschränkungen, Körperliche Fitness und besseres Wohlbefinden zu erreichen.

Kristina Büttertz

Senioren Beschäftigungen

senioren-beschaeftigungen.de

Als Zusatz zum Buch haben wir weitere kostenlose Aktivierungen zum Downloaden bereitgestellt.

Unter folgendem Link erhältst du die erstklassigen, kostenlosen Übungsvorlagen zum Downloaden: https://bit.ly/buchbonus

Folge uns auf Social Media! 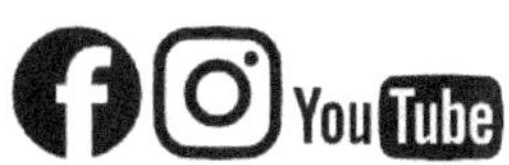

Inhaltsverzeichnis

Einleitung

Wir leben in einer Gesellschaft, die uns erlaubt, sowohl in Wohlstand als auch mit bester medizinischer Versorgung zu leben. Unsere Lebenserwartung steigt von Jahr zu Jahr und Senioren werden dadurch nicht nur älter, sondern auch immer aktiver und mobiler. Damit es auch so bleibt, solltest du nicht nur auf deine Ernährung achten sonder auch darauf, beweglich und fit zu bleiben. Regelmäßige Bewegung und geistige Fitness sind wesentliche Faktoren für ein langes, gesundes Leben.

Die Bewegung ist natürlich nicht nur im fortgeschrittenen Alter wichtig, sondern ist in jedem Lebensabschnitt entscheidend. Unsere Beweglichkeit hat eine positive Wirkung auf unsere Ausdauer, die Kraft, das Körpergewicht, die Knochendichte, unsere Blutwerte und auch unseren Blutdruck. Das bedeutet, sie beeinflusst unseren gesamten Körper im positiven Sinn und hat direkten Einfluss auf unsere Gesundheit.

Bewegungsmangel hingegen zeigt sich durch vor allem durch seine negativen Auswirkungen auf unsere Gesundheit. Dadurch ist das Risiko viel höher, in der eigenen Mobilität mit fortgeschrittenem Alter durch Gebrechlichkeit eingeschränkt zu werden.

Jeder wünscht sich seinen Körper fit und mobil halten zu können, um so auch im fortgeschrittenen Alter mobil und selbstständig zu sein. Unsere Mobilität ist schließlich ein Zeichen dafür, dass auch unsere erhöhte Lebensqualität gewährleistet wird.

Optimal wäre es in jungen Jahren die Bewegung durch sportliche Aktivitäten zu fördern, doch es ist nie zu spät und es kann auch in einem späteren Lebensabschnitt damit begonnen werden. Wie sagt man so schön: Für Sport ist man nie zu alt!

Bedauerlicherweise ist nicht jeder in der Lage gängige und trendige Sportarten auszuüben. Dafür gibt es unterschiedliche Gründe, die entweder darauf beruhen, dass die Mobilität es nicht erlaubt, einer Sportart nachzugehen. Oder man hat einfach nicht die Gelegenheit, eine solche auszuüben, weil die Freunde gerade keine Zeit oder Lust haben oder weil die Gegebenheiten gerade nicht passend sind, wie das Fehlen eines Schwimmbades im Ort. Auch das Elternhaus ist ein Kriterium bei der Bewegungsvielfalt, die uns in jungen Jahren zuteil wird.

Aus diesem Grund gibt es zahlreiche Alternativen, die es dir und allen Senioren ermöglichen, immer und überall die persönliche Beweglichkeit zu fördern, indem einfache und unterhaltsame Übungen gemacht werden. Diese Übungen bedürfen keiner teuren Sportgeräten, sondern werden mit alltäglichen Gegenständen, die in jedem Haushalt zu finden sind, ausgeübt. Mit Spaß dabei sein und schon fällt Bewegung gar nicht mehr so schwer.

Willst du auch mitmachen und fit und mobil bleiben oder werden? Dann schau dir doch unsere Übungen an, und du wirst sehen, dass du in kürzester Zeit deine Beweglichkeit und auch Kondition verbessern wirst. Außerdem ist der Spaßfaktor auch ein großer Aspekt dabei und erleichtert dir den Weg zu deinem Ziel.

Sitzgymnastik

Die Sitzgymnastik ist eine geeignete Form, die jeder zu Hause ausüben kann. Alles was du dafür brauchst, ist ein Stuhl, ein wenig Platz und die dazu gehörige Portion an Motivation.

Diese Art von Gymnastik entlastet den Körper und eignet sich nicht nur für jene Personen, die in ihrer Mobilität eingeschränkt, sondern auch für Personen, die an einen Rollstuhl gebunden sind.

Es muss darauf geachtet werden, dass der Stuhl stabil ist und nicht wackelt, weil das zu ungewollten Verletzungen führen könnte.

Charakteristisch für die Übungen der Sitzgymnastik sind die natürlichen und sanften Bewegungen, die damit gezielt gefördert werden.

Wichtig ist darauf hinzuweisen, dass Sitzgymnastik für Senioren keine Krankengymnastik ist. Sie dient dem Zweck die Muskulatur zu aktivieren, zu dehnen und zu kräftigen. Außerdem werden durch diese Übungen das Reaktionsvermögen, die Koordinationsfähigkeit sowie die Motorik und das Reflexverhalten trainiert.

Auch das Trainieren des Gehirns, also das Gedächtnistraining ist ein fester Bestandteil, der bei solchen Übungen eingebaut wird.

Entscheidend ist es also den Körper so zu trainieren, dass du mobil bleibst und im schlimmsten Fall nicht pflegebedürftig wirst.

Im folgenden Abschnitt wollen wir dir einen Überblick zu den 25 besten und effektivsten Sitzgymnastik-Übungen für Senioren bieten. Du bekommst zu jeder Übung eine ganz einfache Anleitung und auch wertvolle Tipps, wie du fit und agil bleiben kannst, um auch im fortgeschrittenen Alter dein Leben maximal genießen zu können. Außerdem wird darauf geachtet, dass du einen minimalen Materialaufwand benötigst und mit vorhandenen Gegenständen in deinem Haushalt auskommst.

1. Lauf dich warm!

Bevor du mit deinem Training beginnst, solltest du wie bei jeder Sportart deine Muskeln warm

machen. So vermeidest du Muskelzerrungen oder andere Verletzungen. Und so kannst du dich

Aufwärmen:

Setz dich auf den Stuhl und halte dich seitlich am Stuhlrand fest. Achte dabei, dass dein

Oberkörper gerade ist. Danach beginnst du 30 bis 60 Sekunden am Platz zu marschieren,

indem du abwechselnd und im Rhythmus deine Beine hoch hebst und fest auf den Boden

trittst. Danach beginnst du mit deinen Armen zu kreisen und achtest darauf, dass du das 30

Sekunden lang machst. Diese beiden Vorgänge solltest du 3 bis 5 Minuten lang durchführen.

Tipp: Achte darauf, dass du eine luftdurchlässige Kleidung trägst, so kannst du dein Training und Wohlbefinden optimieren.

2. Beinverlängerung

Unsere Beine sind sehr wichtig für unsere alltägliche Mobilität und am stärksten belastet. Mit steigendem Alter wachsen auch die Knieprobleme. Die folgende Übung hilft dir die Muskeln deiner Beine und insbesondere im Kniebereich zu stärken sowie beweglich zu bleiben:

Setz dich mit geradem Oberkörper auf den Stuhl. Deine Arme bleiben seitlich vom Stuhl.

Du beginnst mit deinem rechten Knie und streckst dein Bein so weit wie möglich nach vorne. Dabei drückst du 3 Sekunden lang auf die innere Vorderseite deines Oberschenkels.

Die gleiche Übung machst du mit deinem linken Knie und wechselst regelmäßig die Beine.

Wiederhole den Vorgang insgesamt 15 mal!

Tipp: Versuch jeden Muskel deines Beins anzuspannen. So ist die Übung effektiver.

3. Drück das Kissen!

Durch diese Übung kannst du die Muskulatur deiner Oberschenkel stärken. Bei dieser Übung brauchst du nur noch ein Kissen. Ideal ist es, wenn das Kissen ein bisschen fester ist, damit du mehr Widerstand während der Übung spüren kannst. Und das geht so:

Setz dich mit aufrechtem Oberkörper auf den Stuhl. Deine Arme bleiben seitlich des Stuhls.

Du positionierst das Kissen so, dass es zwischen deinen Oberschenkeln ist, indem du es festklemmst.

Drück nun das Kissen 3 Sekunden lang so fest wie nur möglich, indem du deine inneren Oberschenkelmuskeln zusammenziehst.

Beende den Vorgang, indem du deine Muskeln lockerst.

Wiederhole diesen Vorgang 12 mal!

Tipp: Du kannst auch einen Gymnastikball statt eines Kissens nehmen.

4. Die sitzende Muschel

Mit dieser Übung kannst du die Muskulatur in deinem Hüftbereich stärken. Dieser Bereich wird oft vergessen und ist aber sehr wichtig, wenn es um die Mobilität von Junggebliebenen geht. Die Übung der sitzenden Muschel funktioniert so:

Achte darauf, dass du mit geradem Rücken auf dem Stuhl sitzt. Halte deine Arme seitlich vom Stuhl.

Deine Knie hältst du gebeugt. Lege deine Hände auf die äußere Seite deiner Knie. Dabei bieten deine Hände deinen Beinen einen Widerstand.

Spann die Muskeln im Bereich deiner Hüften an und versuch dabei die Knie nach außen zu drücken. Der Gegendruck mit deinen Händen ist wichtig. Drück gegen die Knie so fest wie nur möglich.

Jede Anspannung soll 3 Sekunden dauern und danach lockerst du deine Muskeln.

Führ diese Übung 12 mal durch!

Tipp: Achte darauf, dass du mit beiden Füßen fest auf den Boden drückst.

5. Drück das Kissen!

Durch diese Übung kannst du die Muskulatur deiner Oberschenkel stärken. Bei dieser Übung brauchst du noch ein Kissen. Ideal ist es, wenn das Kissen ein bisschen fester ist, damit du mehr Widerstand spürst. Und das geht so:

Setz dich mit aufrechtem Oberkörper auf den Stuhl. Deine Arme bleiben seitlich des Stuhls.

Du positionierst das Kissen so, dass es zwischen deinen Oberschenkeln ist.

Drück nun das Kissen 3 Sekunden lang so fest wie nur möglich, indem du deine inneren Oberschenkelmuskeln zusammenziehst.

Beende den Vorgang, indem du deine Muskeln lockerst.

Wiederhole diesen Vorgang 12 mal!

Tipp: Du kannst auch einen Gymnastikball statt eines Kissens nehmen.

6. Steig aufs Gas!

Mit dieser Übung wird der Unterschenkelbereich und der Bereich um die Knöchel gestärkt. Hier kannst du nachlesen, wie du das machen kannst:

Setz dich mit aufrechtem Oberkörper auf den Stuhl und lass deine Arme seitlich.

Strecke deine Beine nach vorne, stell dich auf deine Zehenspitzen und bewege deine Füße so, als ob du auf ein Gaspedal steigen würdest.

Bleib dabei 3 Sekunden lang auf deinen Zehenspitzen!

Deine Knie sollen dabei gerade bleiben. Bewege deine Füße so, dass der Fußrücken zum Schienbein zeigt.

Bleib auch in dieser Position 3 Sekunden.

Wiederhole diese Übung 10 mal!

Tipp: Diese Übung solltest du barfuß machen. So kannst du deine Muskelanspannungen besser koordinieren und spüren.

7. Der Marsch

Diese Übung ist ähnlich der Aufwärmübung und kann immer wieder zwischendurch durchgeführt werden:

Setz dich mit geradem Rücken auf den Stuhl. Deine Arme hängen locker seitlich des Stuhls.

Du marschierst im Sitzen und wechselst regelmäßig deine Beine. Achte darauf, dass du deine Oberschenkel so hoch wie möglich zu deinem Oberkörper ziehst.

Bewege deine Arme so als ob du marschieren würdest.

Mache diese Übung 30 Sekunden lang und lockere deine Muskeln danach.

Wiederhole diesen Vorgang 20 mal!

Tipp: Mach diese Übung mit einer schwungvollen Begleitmusik!

8. Heb die Hantel!

Du willst deine Armmuskulatur stärken? Dann ist diese Übung genau die richtige für dich. Du brauchst nur noch zwei Hanteln:

Setz dich mit aufrechtem Oberkörper auf den Stuhl.

Nimm je eine Hantel in deine rechte und linke Hand.

Nun strecke deine Arme seitlich und beuge deine Ellbogen, indem du die Hanteln zu deinen Schultern führst.

Wechsle diese Vorgänge regelmäßig ab.

Wiederhole diese Übung 12 mal.

Tipp: Wenn du keine Hanteln hast, dann nimm einfach zwei gefüllte Wasserflaschen!

9. Kopfüber mit den Hanteln

Diese Übung ist eine Steigerung der Stärkung für die Armmuskulatur. Auch für diese Übung kannst du Wasserflaschen verwenden, falls du keine Hanteln hast:

Setz dich aufrecht auf den Stuhl. Nimm die Hanteln in deine Hände.

Bring dich in Startposition, indem du die Hanteln in Schulterhöhe hältst.

Heb deine Arme so hoch wie möglich, indem du deine Arme streckst.

Bring die Hanteln wieder in Schulterhöhe.

Wiederhole diese Übung 12 mal.

Tipp: Du kannst das Gewicht deiner Wasserflaschen regulieren und erhöhen, indem du sie zum Beispiel mit Sand befüllst.

10. Strecke dich!

Die Muskulatur des seitlichen Oberkörpers wird durch diese Übung gestärkt. Leichte Dehnungen aktivieren jeden einzelnen Muskel:

Setz dich mit aufrechtem Oberkörper auf den Stuhl.

Strecke deine Arme in die Höhe über deinen Kopf, so hoch du kannst.

Spann dabei die seitlichen Muskeln deines Oberkörpers an und beuge deinen Oberkörper mit gestreckten Armen zur rechten Seite.

Bleibe 5 Sekunden lang in dieser Haltung und geh zurück in die Startposition.

Wiederhole die Übung nun zur linken Seite und verbleibe 5 Sekunden in dieser Position.

Diese Übung sollst du 5 mal für jede Seite wiederholen.

Tipp: Achte darauf dass dein Oberkörper gestreckt und deine Füße fest auf dem Boden sind!

11. Kniebeugen mit dem Stuhl

Kniebeugen können sehr oft unmöglich erscheinen, aber wenn du dabei deinen Stuhl zu Hilfe nimmst, dann kannst du diese effiziente Übung auch machen. So geht das:

Stell dich vor deinen Stuhl und halte die Stuhllehne mit beiden Händen.

Geh nun in die Hocke, indem du deine Hüften nach hinten drückst und die Knie beugst. Achte darauf, dass dein Oberkörper gestreckt und aufrecht ist.

Geh so tief in die Beuge wie nur möglich und stell dich wieder aufrecht hin.

Wiederhole diese Übung 10 mal.

Tipp: Fokussiere deinen Blick auf einen bestimmten Punkt, so kannst du dein Gleichgewicht halten.

12. Kniebeugen auf dem Stuhl

Mit solchen Kniebeugen können sehr viele Muskeln gleichzeitig aktiviert und trainiert werden. Mit ein bisschen Übung schaffst du das auch:

Setz dich mit aufrechtem Oberkörper auf die vordere Stuhlkante.

Deine Arme sind nach vorne gestreckt und deine Knie gebeugt, wobei beide Füße fest auf dem Boden stehen.

Nun versuchst du dich vom Stuhl zu heben, indem du deine Arme schwingst.

Danach setzt du dich wieder und bringst die Arme in die Ausgangsposition.

Wiederhole diese Übung 10 mal.

Tipp: Du kannst dich beim Abheben auch abstützen, falls die obere Übung zu schwierig ist.

13. Hüftschwung

Um deine Hüften zu stärken und Hüftgelenke zu mobilisieren ist diese einfache Übung ideal:

Stell dich aufrecht hinter deinen Stuhl und halte dich an der Rückenlehne fest.

Hebe dein rechtes Bein zur Seite und spür dabei die Muskeln in deinem Hüftbereich.

Halt dein Bein so hoch wie möglich, indem du weiterhin für einige Sekunden aufrecht stehen bleibst.

Geh wieder zurück zur Ausgangsposition und heb dein linkes Bein so hoch wie möglich.

Wiederhole diese Übung für jedes Bein 10 mal.

Tipp: Du kannst diese Übung effektiver ausführen, indem du deine Muskeln anspannst.

14. Schau über den Zaun!

Eine sehr einfache, aber doch sehr effektive Übung, mit der du deine Beine und Knie stärken kannst.

Stell dich aufrecht hinter deinen Stuhl und halte dich an der Rückenlehne fest.

Steig auf deine Fußballen und hebe deine Fersen in die Höhe, so als ob du versuchen würdest über einen Zaun zu schauen

Streck dabei deine Beine, spann deine Muskeln an und verbleib in dieser Position 3 Sekunden.

Danach senkst du deine Fersen auf den Boden und lockerst deine Muskeln.

Wiederhole diese Übung 10 mal.

Tipp: Wenn du die Übung ein bisschen schwieriger gestalten willst, dann versuch es ohne Hilfe des Stuhls.

15. Pflücke die Äpfel!

Um deinen Oberkörper zu dehnen und die Muskeln zu aktivieren, eignet sich diese Übung sehr gut. Sie ist einfach und für alle geeignet:

Setz dich mit aufrechtem Oberkörper auf den Stuhl. Deine Arme bleiben seitlich des Stuhls.

Hebe deine Arme in die Luft und strecke deine Arme so hoch wie möglich.

Wechsle dabei deinen rechten und linken Arm ab.

Verbleibe mit dem gestreckten Arm für drei Sekunden in dieser Position.

Wiederhole diese Übung bis zu 20 mal.

Tipp: Bewege deine Finger so, als ob du nach Äpfeln greifen würdest, damit auch die Fingermuskulatur trainiert wird.

16. Sei die Queen!

Eine einfache Übung für Anfänger und nicht so bewegliche Personen ist folgende, mit der der Oberkörper, aber auch die Feinmotorik geübt wird:

Setz dich mit aufrechtem Oberkörper auf den Stuhl. Nimm ein Tuch zwischen Daumen und Zeigefinger in die rechte Hand.

Hebe deinen rechten Arm abgewinkelt und dreh dich zur linken Seite mit dem Oberkörper.

Winke dabei mit dem Tuch.

Nimm das Tuch nun zwischen Daumen und Zeigefinger in die linke Hand und dreh dich zur rechten Seite.

Winke erneut mit dem abgewinkelten Arm.

Wiederhole die Übung 10 mal pro Arm.

Tipp: Winke 3 bis 5 Sekunden lang, um die Übung schwieriger zu gestalten.

17. Blick nach vorne!

Eine weitere Armübung, die trotz ihrer Einfachheit sehr effektiv ist. Du brauchst nur noch ein zusammengerolltes Tuch:

Setz dich mit geradem Rücken auf den Stuhl.

Nimm das zusammengerollte Tuch in beide Hände und strecke die Arme nach vorne.

Achte darauf, dass deine Arme schulterbreit nach vorne schauen.

Bleibe 3 Sekunden in dieser Position und senke deine Arme, indem du sie lockerst.

Wiederhole diese Übung bis zu 10 mal!

Tipp: Verbleibe länger in der Position mit gestreckten Armen, um die Übung noch effizienter zu gestalten.

18. Hampelmann

Eine besondere Erinnerung an die Kindheit ist der Hampelmann. Den kannst du auch jetzt mit der gleichen Freude machen:

Setz dich mit aufrechtem Oberkörper auf den Stuhl. Deine Arme bleiben locker seitlich des Stuhls hängen.

Hebe deine Arme und klatsche einmal so fest du kannst über dem Kopf.

Senke deine Arme nach unten und halte sie dabei gestreckt.

Wiederhole diesen Vorgang 12 mal!

Tipp: Die Übung kannst du auch im Stehen machen und so dein Gleichgewicht stärken.

19. Roll den Apfel!

Mit einem Apfel kannst du diese einfache Übung machen und so deine Feinmotorik stärken:

Setz dich mit aufrechtem Oberkörper auf den Stuhl. Nimm einen Apfel in deine rechte Hand.

Hebe dein rechtes Knie und reiche den Apfel unter dem Knie in deine linke Hand.

Stell deinen rechten Fuß wieder auf den Boden und hebe nun den linken.

Führe nun deine linke Hand unter dein linkes Knie und nimm den Apfel in die rechte Hand.

Wiederhole diese Übung für jedes Bein 10 mal!

Tipp: Langsame Bewegungen während dieser Übung erschweren sie ein bisschen.

20. Fang den Ball!

Für deine Mobilität sind auch deine Reflexe und dein Reaktionsvermögen wichtig. Mit folgender Übung kannst du diese beiden Fähigkeiten stärken:

Setz dich gerade auf den Stuhl und nimm einen kleinen Ball in deine Hände.

Du positionierst das Kissen so, dass es zwischen deinen Oberschenkeln fest eingeklemmt ist.

Drück nun das Kissen 3 Sekunden lang so fest wie nur möglich, indem du deine inneren Oberschenkelmuskeln zusammenziehst.

Beende den Vorgang, indem du deine Muskeln lockerst.

Wiederhole diesen Vorgang 12 mal!

Tipp: Du kannst auch einen Gymnastikball statt eines Kissens nehmen.

21. Schulterkreise

Wenn du deine Schultern in Bewegung möcht-
est, dann ist diese Übung genau die richtige für
dich:

Setz dich gerade auf den Stuhl. Deine Arme
hängen locker seitlich des Stuhls.

Du beginnst mit deinen Schultern zu kreisen, indem du sie hoch hebst, nach vorne bewegst und
im Kreis diese Übung wiederholst.

Du wechselst die Richtung und kreist deine
Schultern nach hinten.

Diese Übung wiederholst 10 mal in jede Richtung.

Tipp: Diese Übung kannst du entweder
gleichzeitig oder abwechselnd mit deinen
Schultern machen.

22. Roll den Ball

Für diese Übung brauchst du einen kleinen Ball und nicht mehr, um deine Feinmotorik deiner Füße zu trainieren:

Setz dich mit aufrechtem Rücken auf deinen Stuhl und halte dich am Sesselrand fest.

Deine Füße stehen parallel zueinander fest auf dem Boden.

Du legst den Ball unter deinen rechten Fuß auf den Boden und rollst ihn so weit wie möglich nach vorne. Dabei streckst du dein Bein und rollst den Ball wieder zurück.

Danach wiederholst du die Übung mit deinem linken Fuß.

Diese Übung kannst du bis zu 10 mal für jeden Fuß wiederholen.

Tipp: Diese Übung kannst du mit beiden Füßen gleichzeitig versuchen, indem du zwei Bälle verwendest.

23. Schattenboxen

Eine weitere Übung, mit der du die Muskulatur deiner Arme stärken kannst, ist folgende:

Setz dich gerade auf deinen Stuhl.

Deine Arme ziehst du zu deinem Oberkörper und machst mit beiden Händen eine Faust.

Du Streckst mit voller Kraft und so schnell wie möglich deinen rechten Arm nach vorne, so als ob du gegen einen Sandsack boxen würdest.

Während du den rechten Arm zurückziehst, streckst du sehr schnell deinen linken Arm.

Diesen Vorgang wiederholst du mit jedem Arm abwechselnd jeweils 10 mal.

Tipp: Diese Übung kannst du mit kleineren Wasserflaschen oder Gewichten ausführen.

24. Kraulen

Eine ideale Trockenübung für alle, die gerne schwimmen, ist folgende Übung:

Setz dich auf den Stuhl, strecke deine Arme nach vorne, wobei du deinen Kopf zwischen deinen Armen hältst. Dabei blickst du auf den Boden.

In dieser Ausgangsposition beginnst du abwechselnd mit deinen Armen zu kraulen.

Diese Übung führst du 30 bis 60 Sekunden aus.

Tipp: Versuch beim Kraulen deine Muskeln anzuspannen und mit beiden Füßen fest auf dem Boden zu bleiben.

25. Klavier spielen

Deine Fingermotorik ist wichtig, damit du deine Gelenke geschmeidig behältst. Mit folgender Übung gelingt dir das bestimmt:

Setz dich locker auf den Stuhl und halte deinen Oberkörper aufrecht.

Leg deine Hände mit der Handinnenseite auf deine Oberschenkel.

Nun musst du dir vorstellen, dass du an einem Klavier sitzt und dein Lieblingsstück spielst.

Bewege deine Finger abwechselnd so, als ob du ein Musikstück auf einem Klavier spielen würdest und mach diese Übung 30 bis 60 Sekunden lang.

Tipp: Mit Musik im Hintergrund ist der Spaßfaktor dieser Übung größer.

Bewegungsspiele

Unter Bewegungsspielen versteht man jene Spielformen, die einerseits die Motorik und körperliche Bewegung fördern. Sie zeichnen sich vor allem dadurch aus, dass sie sowohl für Jung als auch für Alt geeignet sind.

Bewegungsspiele sind für alle Senioren, die sich gerne bewegen, geeignet. Alle Spiele kannst du ohne viel Materialaufwand nachspielen und eine sehr unterhaltsame Zeit verbringen.

Mit solchen Bewegungsspielen steht auch der Gemeinschaftssinn im Mittelpunkt. Gerade im fortgeschrittenen Alter ist Einsamkeit ein großes Problem, dem man durch solche Spiele, die man in Gruppen spielt, entgegenwirken kann. Soziale Kontakte werden gepflegt und auch eventuell neue Freundschaften geschlossen.

Wir haben für dich die besten und beliebtesten Bewegungsspiele recherchiert und zusammengefasst, wobei die meisten im Sitzen gespielt werden können.

Wenn auch du dich gerne in Gruppen bewegst und Spiele liebst, dann ist für dich auch bestimmt das richtige Bewegungsspiel dabei.

Im Folgenden findest du 25 Bewegungsspiele, die sowohl für Junge als auch für Junggebliebene geeignet sind und allen Spaß machen:

1. Fang das Tuch

Für dieses Spiel braucht jeder Teilnehmer ein Tuch und schon kann das Spiel beginnen:

Alle Teilnehmer bilden einen Kreis und halten ein Tuch in ihrer Hand.

Der zuvor bestimmte Spielleiter gibt das Startkommando, indem er "1,2,3,los" zählt.

Mit "los" werfen alle Teilnehmer die Tücher nach rechts in die Luft, wobei jeder versucht ein Tuch auf der linken Seite zu fangen.

Wer kein Tuch fängt, muss eine Runde aussetzen.

Dieses Spiel kann solange gespielt werden, wie es die Teilnehmer wünschen.

Tipp: Der Spielleiter kann die Kommandos in jeder Runde variieren, indem er zum Beispiel nur Männer auffordert, die Tücher in die Luft zu werfen.

2. Transportiere den Luftballon!

Du brauchst zwei Luftballons - eventuell ein paar Reserveballons - sowie zwei Handtücher. Außerdem benötigst du zwei Gruppen, die gegeneinander spielen:

Es werden zwei Gruppen gebildet, wobei jeweils zwei Spieler gegeneinander antreten.

Jeder Spieler bekommt ein Handtuch und muss einen Ballon zu einem bestimmten Ziel transportieren.

Das Team, das den Transport erfolgreich beendet, wird zum Sieger gekürt.

Tipp: Das Spiel kann schwieriger gestaltet werden, indem zum Beispiel ein Parcur aufgestellt wird.

3. Geschickte Hände

Dieses Spiel wird mit zwei Gruppen, die gegeneinander antreten, durchgeführt. Für das Spiel werden pro Spieler 5 bis 10 Büroklammern benötigt.

Zwei Teams werden aufgestellt und in jeder Runde treten zwei Spieler gegeneinander an.

Jeder Spieler muss in jeder Runde die vorgegebene Anzahl der Büroklammern zusammenhängen.

Sobald ein Spieler seine Kette vervollständigt hat, kommt der nächste an die Reihe.

Das Team, das zuerst fertig ist, hat gewonnen.

Tipp: Falls die Ketten mit Büroklammern zu schwierig sein sollten, kann stattdessen auch Wolle aufgewickelt werden.

4. Rückenmalerei

Ein einfaches Gruppenspiel, das man im Stehen oder Sitzen spielen kann:

Alle Teilnehmer bilden einen Kreis im Stehen oder einen Sitzkreis.

Der erste Spieler beginnt, indem er auf den Rücken eines Sitznachbarn mit seinem Zeigefinger zum Beispiel eine Sonne malt.

Der Sitznachbar muss nun spüren und erraten, was auf seinem Rücken gemalt worden ist.

Wenn er fertig ist, dann malt er etwas Neues auf den Rücken seines Sitznachbarn.

Der Spieler, der die häufigsten Treffer hat, ist der Sieger.

Tipp: Mit einem Blatt Papier, das auf den Rücken gelegt wird, kann mit einem Stift gezeichnet werden, sodass man das Bild nicht nur spüren, sondern auch sehen kann.

5. Tennis mit einem Luftballon

Dieses Bewegungsspiel ist eine Paarübung. Du brauchst zwei Tennisschläger, eine Schnur und einen Luftballon:

Eine Schnur wird gespannt, über die ihr spielt.

Jeder Spieler muss mit dem Tennisschläger den Luftballon sooft wie nur möglich über die Schnur zum anderen Spieler schlagen, ohne dass der Ballon auf den Boden fällt.

Der Spieler mit den meisten Treffern ist der Sieger.

Tipp: Wenn du keine Tennisschläger hast, kannst du mit dem Luftballon Volleyball spielen.

6. Kette mit Bewegungen

Es handelt sich dabei um ein Spiel, das im Sitzen durchgeführt wird:

Alle Spieler sitzen im Kreis. Ein Spieler beginnt und zeigt eine Übung vor.

Die Gruppe versucht die Bewegung nachzumachen.

Danach kommt der Sitznachbar an die Reihe und zeigt seine Bewegung vor und alle machen sie nach.

Tipp: Das Spiel kann auch im Stehen gespielt werden.

7. Reise nach Jerusalem

Ein bekanntes Bewegungsspiel, das Jung und Alt Freude bereitet:

In der Mitte des Raumes werden Stühle mit der Rückenlehne zueinander in einer Kreisform aufgestellt. Es soll ein Stuhl zu wenig sein, das bedeutet wenn 10 Spieler mitmachen, brauchen wir 9 Stühle.

Ein Spieler ist für die Musik zuständig und bedient den CD-Player. Wenn die Musik beginnt, bewegen sich alle Spieler im Kreis.

Der Spielleiter stoppt die Musik und in diesem Moment muss jeder Spieler einen Sitzplatz ergattern und sich hinsetzen.

Der Spieler, der keinen freien Stuhl erhält muss ausscheiden.

Nach jeder Runde wird ein Stuhl aus dem Spiel genommen,

Tipp: Das Spiel kann aktiver gestaltet werden, wenn man schnellere Musik auswählt.

8. Blick in den Spiegel

Bei diesem Spiel werden Paare gebildet und es kann ohne Hilfsmaterialien gespielt werden:

Die Spieler setzen sich so hin, dass sie zueinander schauen. Ein Spieler führt Bewegungen aus, als ob er vor einem Spiegel sitzen würde. Der andere versucht diese Bewegungen zeitgleich nachzumachen. Danach wechseln die Spieler die Rollen.

Tipp: Das Spiel kann auch in einer Vierergruppe gespielt werden, so als ob zwei Personen vor dem Spiegel stehen würden.

9. Ich packe in meinen Koffer...

Ein sehr bekanntes Spiel, mit dem man das Gedächtnis und die Merkfähigkeit trainieren kann:

Die Teilnehmer sitzen im Kreis. Ein Spieler beginnt und sagt zum Beispiel: "Ich packe in meinen Koffer ein Handtuch." Der zweite Spieler setzt fort: "Ich packe in meinen Koffer ein Handtuch und eine Badehose." Diese Kette wird beliebig lang fortgesetzt und jeder Spieler muss die aufgezählten Gegenstände in der richtigen Reihenfolge wiederholen können.

Wenn sich ein Spieler nicht an das Wort erinnert, dann muss er ausscheiden.

Tipp: Bei diesem Spiel können die aufgezählten Sachen mit einer Geste in die Luft gezeichnet werden.

10. Wirf in den Korb!

Ein einfaches Spiel, dass in einer Gruppe im Stuhlkreis gespielt wird. Du brauchst einen leeren Papierkorb und einen Ball:

Alle Teilnehmer bilden einen Kreis. In der Mitte des Kreises wird der leere Papierkorb aufgestellt. Der erste Spieler beginnt und versucht den Ball in den Korb zu werfen.

Jeder Spieler hat 3 Versuche und danach kommt der Sitznachbar an die Reihe.

Tipp: Wenn man den Kreis mit einem größeren Radius bildet, dann ist es schwieriger den Ball zu werfen.

11. Die Geschichte mit der Wolle

Alles was du für dieses Spiel brauchst, ist ein Wollknäuel und eine kreative Gruppe:

Die Spieler bilden einen größeren Stuhlkreis.

Der Spieler, der beginnt hält das Wollknäuel in einer und den Anfang der Wollschnur in der anderen Hand. Er beginnt eine Geschichte zu erzählen und sagt den ersten Satz.

Dann wirft er das Wollknäuel zu einem beliebigen Mitspieler und dieser hält die Wollschnur, erfindet die Geschichte weiter und sagt den folgenden Satz. Dann wirft er das Wollknäuel zum nächsten Mitspieler.

Das geht so lange, bis die Geschichte fertig erzählt ist.

Tipp: Die Geschichte kann auch eine Nacherzählung eines bekannten Märchens sein.

12. Schneckenrennen

Bei diesem Bewegungsspiel zählt nicht die Schnelligkeit wie bei anderen Wettrennen, sondern vielmehr die Langsamkeit. Trotzdem hast du sicherlich Spaß dabei:

Es wird ein Parcour aufgestellt, bei dem eine Ziellinie festgelegt wird.

Der Spielleiter gibt eine bestimmte Zeit vor, zum Beispiel 3 Minuten.

Der Sieger muss genau 3 Minuten lang den Parcour absolvieren und darf nicht aufgrund seiner Schnelligkeit durch das Ziel "laufen".

Tipp: Verwende eine spannende Musik, die das Rennen noch aufregender gestaltet.

13. Wirf das (Hand-)Tuch!

Ein Spiel, das in einem Stuhlkreis durchgeführt wird und du dabei den Körper und Geist aktivieren kannst. Das Spiel ist sicher auch etwas für dich:

Alle Teilnehmer sitzen im Kreis und erhalten ein Tuch. Sie knüllen das Tuch und werfen es dann in die Höhe. Ein Spielleiter zeigt den nächsten Wurf vor, indem er mit der rechten Hand das Tuch hochwirft und mit der gleichen Hand wieder auffängt.

Die Teilnehmer wiederholen diese Übung. Der Spielleiter kann unterschiedliche Würfe vorzeigen, die die Gruppe nachmachen soll.

Tipp: Statt einem Tuch können auch Bälle verwendet werden.

14. Fußkreise

Ein Teilnehmer zeigt die Kreisübungen vor und die Gruppe macht sie nach. So förderst du die Beweglichkeit deiner Füße und unterstützt die Geschmeidigkeit deiner Gelenke:

Die Teilnehmer sitzen im Kreis und ein Spieler zeigt die Übungen vor.

Alle strecken ihre Beine nach vorne und der Spielleiter gibt an, wie die anderen Gruppenmitglieder ihre Füße kreisen sollen.

Die Bewegungen werden nach rechts, nach links, symmetrisch oder asymmetrisch durchgeführt.

Tipp: Damit das Koordinationsvermögen gestärkt wird, können auch die Arme bewegt werden, wobei hier auf den Abstand zwischen der einzelnen Mitspieler geachtet werden soll.

15. Eierlauf

Bei diesem Spiel benötigst du nur zwei Löffel und Eier. Somit kann das Spiel beginnen:

Die Teilnehmer bilden zwei gleich große Gruppen, die gegeneinander antreten.

Dabei müssen die Spieler jeweils gegeneinander spielen und einen vorgegebenen Parcour absolvieren, bei dem sie auf einem Löffel ein Ei bis zur Zielgeraden bringen müssen, ohne dieses fallen zu lassen.

Falls das Ei auf den Boden fällt, gibt es einen Punkteabzug für das jeweilige Team.

Tipp: Für mobilerer Mitspieler kann man Hürden, die sie umgehen müssen aufstellen.

16. Nimm das Ei!

Ein Geschicklichkeitsspiel, das in einem Stuhlkreis gespielt werden kann. Alles, was du dafür benötigst sind Esslöffel und Eier:

Alle Teilnehmer sitzen in einem Stuhlkreis und jeder von ihnen erhält einen Esslöffel.

Der erste Spieler beginnt, indem er ein Ei auf seinen Löffel legt.

Er muss dann dieses Ei behutsam auf den Löffel seines Sitznachbarn legen.

Dieser wiederholt den Vorgang und gibt das Ei weiter zu seinem anderen Sitznachbarn.

Tipp: Das Spiel kann schwieriger und anspruchsvoller gestaltet werden, indem man den Abstand zwischen den Sitznachbarn beziehungsweise den Stühlen vergrößert, sodass sie ihre Arme weit strecken müssen, um das Ei dem Sitznachbarn reichen zu können.

17. Sitzfußball

Sitzfußball ist ein Spiel, dass allen viel Spaß macht und gerne gespielt wird. Du brauchst nur einen Ball:

Bei diesem Spiel sitzen alle Mitspieler im Kreis.

Ein Spieler bekommt den Ball und muss ihm seinem Gegenüber zuspielen.

Dieser nimmt den Ball an und schießt ihn zu einem weiteren Mitspieler.

Tipp: Das Spiel kann im Freien und barfuß gespielt werden, weil die Berührung mit einem Rasen oder einer Wiese die Sinne aktiviert.

18. Dosenrollen!

Dieses Spiel wird paarweise gespielt und du benötigst dafür eine Dose:

Zwei Spieler sitzen sich gegenüber an einem Tisch. Der erste Spieler bekommt die Dose und darf das Spiel beginnen. Er rollt die Dose seinem Gegenspieler zu und dieser fängt sie auf. Dann rollt dieser die Dose wieder zurück. Und so läuft das Dosenrollen ein paar Runden.

Tipp: Dosenrollen kann auch in einer größeren Gruppe an einem größeren Tisch gespielt werden, wobei sich die Spieler die Dosen gegenseitig zurollen.

19. Dosenpyramide

Ein Spiel, bei dem die Geschicklichkeit eine große Rolle spielt:

Die Teilnehmer bauen auf einen Tisch eine Pyramide mit leeren Dosen auf.

Danach werden zwei Teams gebildet, die jeweils einen Spieler nach dem anderen werfen lassen. Dabei versucht der Spieler, der gerade an der Reihe ist, so viele Dosen wie nur möglich umzuwerfen.

Die Punkte werden bei jedem Spieler zusammengezählt und entsprechen der Anzahl der umgeworfenen Dosen.

Das Team, das die meisten Punkte hat, hat gewonnen.

Tipp: Das Spiel kann entweder im Stehen oder im Sitzen gespielt werden.

20. Die Achterbahn

Ein Ball und ein Stuhl ist alles, was du für dieses Bewegungsspiel benötigst. So kann esl beginnen:

Alle Teilnehmer bilden einen Stuhlkreis und jeder sitzt in aufrechter Position auf seinem Stuhl.

Jeder Spieler nimmt einen kleinen Ball in seine Hand und muss diesen in einer 8er-Schleife unter und um die Knie herum bewegen, indem er ihn von einer Hand in die andere gibt.

Die Ausgangsposition ist die rechte Hand, mit der man den Ball unter das rechte Knie führt, dann über das linke in die linke Hand und wieder zurück unter das linke Knie zur rechten Seite.

Tipp: Je kleiner der Ball ist, desto mehr wird die Feinmotorik der Hände geübt.

21. Dosen hinstellen

Jeder Mitspieler braucht für dieses Spiel eine Dose und so geht das Spiel:

Die Teilnehmer sitzen in einem Stuhlkreis und haben eine Dose vor sich liegen, also in einer waagrechten Position.

Jeder Mitspieler versucht mit seinen Füßen, diese Dose wieder in eine senkrechte Position aufzustellen.

Dabei muss beachtet werden, dass die Mitspieler nicht ihre Hände zu Hilfe nehmen.

Wer als erster die Dose richtig hinstellt, hat gewonnen.

Tipp: Das Spiel ist besonders unterhaltsam, wenn es barfuß gespielt wird.

22. Kopfsache

Ein Spiel, das in Begleitung mit Musik gespielt wird. Jeder Mitspieler braucht ein Tuch, das am besten aus Chiffon ist:

Die Teilnehmer stellen sich im Raum frei auf. Dabei legt jeder von ihnen das Tuch auf seinen Kopf. Nachdem die Musik gestartet wurde, beginnen sich alle Teilnehmer frei im Raum im Takt der Musik zu bewegen.

Dabei müssen sie darauf achten, dass das Tuch nicht von ihrem Kopf auf den Boden fällt.

Tipp: Wähle für dieses Spiel eine sanfte und entspannende Musik, die sanfte und langsame Bewegungen fördert.

23. Krall das Tuch

Alles, was für dieses Spiel benötigt wird, sind Tücher:

Alle Teilnehmer setzen sich auf einen Stuhl und bilden einen Kreis.

Dabei legen sie sich ein Tuch vor sich auf den Boden hin. Sie müssen versuchen, das Tuch mit ihrem rechten Fuß zu krallen und hochzuheben.

Danach legen sie das Tuch wieder auf den Boden und wiederholen die Übung mit dem linken Fuß. Diese Übung wiederholen sie bis zu 5 mal.

Tipp: Das Spiel sollte barfuß gespielt werden, da es so leichter ist die Zehen zu bewegen.

24. Das Ampelspiel

Du brauchst für dieses Spiel 3 Karten, in den Farben Grün, Gelb und Rot:

Alle Teilnehmer stellen sich frei im Raum auf.

Ein Spielleiter bekommt die Karten und stellt sich gut sichtbar im Raum hin.

Jede Kartenfarbe hat eine bestimmte Bedeutung: Grün steht für "gehen", Gelb für "in die Hände klatschen" und Rot für "stehen bleiben".

Der Spielleiter hält zum Beispiel die Karte mit der Farbe Grün in die Höhe und alle Mitspieler beginnen herumzugehen.

Danach nimmt er die Farbe Rot und alle bleiben auf sein Kommando stehen.

Tipp: Mit einer schnellen und lustigen Musik macht dir die Übung besonders viel Spaß.

25. Wassertransport

Für dieses Spiel brauchst du vier Schüsseln und zwei kleine Handtücher:

Die Teilnehmer bilden zwei Gruppen, die gegeneinander antreten.

Jedes Team hat einen Tisch, auf dem zwei Schüsseln stehen.

Eine Schüssel ist mit Wasser befüllt und ein Handtuch liegt im Wasser, wobei die zweite Schüssel leer ist.

Die ersten Spieler, die für das Team antreten, stellen sich an den Tisch und versuchen das nasse Handtuch so in die leere Schüssel auszuwringen, dass so viel Wasser wie nur möglich in die leere Schüssel transportiert wird,

Das Team, das zuerst das ganze Wasser in die leere Schüssel gebracht hat, hat gewonnen.

Tipp: Das Spiel eignet sich besonders an warmen Sommertagen und macht mehr Spaß, wenn die Wasserbehälter groß sind.

Zusammenfassung

Schon lange sind Senioren nicht mehr Großmütter und Großväter, die an ihr zu Hause gebunden sind. Sie sind aktiv beziehungsweise bemühen sich aktiv zu bleiben. Eine wichtige Voraussetzung dafür, den Lebensabend so angenehm wie nur möglich zu verbringen, ist die Mobilität und geistige Vitalität. Jedes einzelne Gesellschaftsmitglied ist sich dieser Tatsache bewusst und jeder von uns bemüht sich seinen Beitrag für das eigene Wohlbefinden zu leisten.

Unsere Sammlung an Übungen der Sitzgymnastik und Bewegungsspielen ist ein nützlicher Überblick, mit dem sich jeder eine geeignete Übung oder ein passendes Spiel auszusuchen. So kannst auch du ohne großen Aufwand deinen Körper und Geist so trainieren, dass auch du lange Zeit mobil bleiben kannst und nicht auf die Hilfe deiner Verwandten und Umgebung angewiesen bist.

Wie bereits zu Anfang erwähnt, handelt es sich bei diesen Übungen und Spielen nicht um eine Form der Krankengymnastik, da es sich bei dieser um eine therapeutische Behandlung handelt. Wohingegen die Sitzgymnastik und die

Bewegungsspiele ein einfacher Schritt in Richtung Mobilität und einem neuen Lebensgefühl sind.

Im Prinzip gibt es keine konkrete Altersvorgabe bei diesen Übungen und Spielen, obwohl sie nur für Senioren gedacht sind. Es schadet jedoch nicht, wenn man zum Beispiel jüngere Familienmitglieder, wie zum Beispiel Enkelkinder, oder auch Freunde beziehungsweise Nachbarn miteinbezieht. Wir dürfen nicht vergessen, dass die Motivation größer ist, wenn man in einer Gemeinschaft aktiv ist und außerdem ist der Spaßfaktor wesentlich größer, wenn man die Freude mit anderen Mitmenschen teilt.

Studien haben belegt, dass solche Sitzgymnastik - Übungen und Bewegungsspiele eine präventive Funktion haben und altersbedingter Demenz vorbeugen.

Außerdem sind diese Übungen individuell in ihrem Schwierigkeitsgrad anpassbar und erlauben es allen, diese Übungen und Spiele den eigenen Bedürfnissen und Zielvorgaben zu variieren.

Als Fazit lässt sich sagen, dass in jedem Fall das Wohlbefinden und die Lebensqualität, die jeder von uns individuell und subjektiv empfindet, einen wichtigen Anhaltspunkt im Zusammenhang mit unseren Zielen darstellen. Primär lässt sich sagen, dass jedes Gesellschaftsmitglied in Würde altern möchte. Hier sind neben der Mobilität auch andere Faktoren wie Ernährungsgewohnheiten, das eigene Erscheinungsbild aber auch Freizeitaktivitäten, wichtig und dürfen nicht außer Acht gelassen werden.

Erfahrungswerte haben gezeigt, dass mobile und aktive Senioren die anderen Faktoren durch ihre Beweglichkeit positiv beeinflussen.

ENDE

<u>Ich hoffe, das Buch hat dir gefallen.</u>

Im Übrigen wäre ich Dir sehr dankbar, wenn du dir eine Minute Zeit für ein Feedback auf Amazon.de nimmst!

Rezensionen sind für uns freie Autoren sehr wichtig, denn darüber werden sie gemessen! Nimm dir daher doch bitte die Minute Zeit und schreibe eine ehrliche Rezension über dieses Buch!

Weitere Senioren Beschäftigungen

Wir bemühen uns sehr und bringen stetig neue Bücher für Senioren raus, damit es nie langweilig wird ☺

Weitere Bücher von uns findest du hier:

Direkt zu unseren Büchern auf Amazon:
http://bit.ly/sb-autorenseite

Unsere Webseite:
https://senioren-beschaeftigungen.de

Weitere Beschäftigungs Bücher findest du auf Amazon.de, indem du in die Suchleiste „Kristina Büttertz" eingibst, auf eines unserer Bücher klickst, und dann unterhalb des Titels auf dir Buchreihe „Senioren Beschäftigungen" klickst.

<u>Vielen Dank für die Unterstützung.</u>

Haftungsausschluss

Die Umsetzung aller enthaltenen Informationen, Anleitungen und Strategien dieses Buchs erfolgt auf eigenes Risiko. Für etwaige Schäden jeglicher Art kann der Autor aus keinem Rechtsgrund eine Haftung übernehmen. Für Schäden materieller oder ideeller Art, die durch die Nutzung oder Nichtnutzung der Informationen bzw. durch die Nutzung fehlerhafter und/oder unvollständiger Informationen verursacht wurden, sind Haftungsansprüche gegen den Autor grundsätzlich ausgeschlossen. Ausgeschlossen sind daher auch jegliche Rechts- und Schadensersatzansprüche. Dieses Werk wurde mit größter Sorgfalt nach bestem Wissen und Gewissen erarbeitet und niedergeschrieben. Für die Aktualität, Vollständigkeit und Qualität der Informationen übernimmt der Autor jedoch keinerlei Gewähr. Auch können Druckfehler und Falschinformationen nicht vollständig ausgeschlossen werden. Für fehlerhafte Angaben vom Autor kann keine juristische Verantwortung sowie Haftung in irgendeiner Form übernommen werden.

Urheberrecht

Alle Inhalte dieses Werkes sowie Informationen, Strategien und Tipps sind urheberrechtlich geschützt. Alle Rechte sind vorbehalten. Jeglicher Nachdruck oder jegliche Reproduktion – auch nur auszugsweise – in irgendeiner Form wie Fotokopie oder ähnlichen Verfahren, Einspeicherung, Verarbeitung, Vervielfältigung und Verbreitung mit Hilfe von elektronischen Systemen jeglicher Art (gesamt oder nur auszugsweise) ist ohne ausdrückliche schriftliche Genehmigung des Autors strengstens untersagt. Alle Übersetzungsrechte vorbehalten. Die Inhalte dürfen keinesfalls veröffentlicht werden. Bei Missachtung behält sich der Autor rechtliche Schritte vor.